Albert Dastre

La Question du sucre en physiologie

Étude

ISBN : 978-1717475527

10 9 8 7 6 5 4 3 2 1

Albert Dastre

La Question du sucre en physiologie

Étude

Table de Matières

Introduction

Le sucre est-il une denrée de luxe ou un aliment de première nécessité ? Est-ce simplement un condiment agréable dont tout le rôle consisterait à satisfaire la sensualité et à flatter le goût ; ou, au contraire, est-ce un élément réparateur par excellence, et l'un des facteurs les plus utiles d'un régime nutritif rationnel ? Pendant longtemps et jusqu'à une date récente, c'est la première de ces manières de voir qui était universellement adoptée. C'est la seconde, pourtant, qui est la vraie. La physiologie enseigne, en effet, que le sucre est une substance nutritive incomparable, l'agent par excellence du travail musculaire, et, en résumé, l'une des meilleures ressources que nous offre la bonne nature pour entretenir le corps en santé et en vigueur.

Section I

Cette transformation des idées en ce qui concerne la valeur hygiénique et alimentaire de la précieuse denrée ne pouvait pas rester sans conséquence au point de vue pratique. Si, en effet, l'usage du sucre ne s'explique que par un raffinement du goût, si c'est un aliment de luxe, une matière somptuaire, comme on a pu le croire longtemps, il ne mérite pas de ménagements ; et on le lui a bien montré. Il a connu, pour ainsi dire dès le berceau, l'avidité du fisc, les taxes, les droits et les tarifs. En 1664, Colbert commençait à l'imposer de 15 livres pour 100 livres en poids. En 1903, on avait fini par le faire payer à raison de 300 pour 100 de sa valeur vénale. — S'il était vraiment un simple objet de luxe, les gouvernements pourraient, sans soulever de protestation, continuer à le considérer comme une ressource fiscale intarissable et le frapper d'impôts exorbitants. Mais si, au contraire, la notion se répand, du monde savant dans le public, que le sucre est un aliment de première nécessité, qu'il est l'une des sources sacrées de la santé et du travail physique, l'obligation s'impose de le respecter et d'en favoriser l'usage : les droits qui le frappent, les obstacles mis à sa diffusion, prennent un caractère injustifiable et, sous la pression de l'opinion, ils deviennent impossibles à maintenir.

C'est là ce qui se produit, en ce moment même, sous nos yeux. L'opinion a réclamé avec une force irrésistible « le sucre à bon marché. » D'autre part, la situation de l'industrie sucrière en France et la crise de surproduction qu'elle traverse exigent qu'on lui ouvre des débouchés. La France, qui fabrique environ 1 200 000 tonnes, n'en consomme elle-même qu'une fraction, un peu moins de la moitié. L'exportation, déjà difficile par suite de la concurrence étrangère, est destinée à le devenir davantage. La suppression des primes et l'application de la convention internationale de Bruxelles, qui est exécutoire à dater de septembre 1903, menacent d'apporter de nouveaux obstacles à l'écoulement des produits de nos sucreries. C'est donc du côté du marché intérieur que cette grande industrie a été obligée de tourner les yeux. Les fabricants de sucre, les raffineurs, les agriculteurs adonnés à la culture de la betterave, les économistes enfin, se sont trouvés d'accord avec les hygiénistes et les physiologistes pour demander l'adoption des mesures susceptibles d'accroître la consommation intérieure, mesures dont la plus efficace est le dégrèvement fiscal.

Cette conspiration d'efforts a abouti. Les droits excessifs qui frappaient le sucre dans notre pays et qui atteignaient jusqu'au triple de sa valeur vénale ont été abaissés par la loi du 28 janvier 1903. Sans doute, l'impôt de consommation, bien que réduit de 64 francs à 25 francs les 100 kilos, dépasse encore la valeur réelle du produit ; mais, par comparaison avec ce qui existait antérieurement, il est devenu à peu près supportable. On compte que l'abaissement du prix de la matière sucrée, conséquence de l'atténuation fiscale, imprimera un vif essor à la consommation. Il s'en faut de beaucoup que celle-ci ait atteint, chez nous, son point culminant. Elle y est inférieure à ce qu'elle est dans une partie de l'Europe et du Nouveau Monde : en 1902, elle n'a pas dépassé une moyenne de 17 kilos par tête. Et, tandis que le Français utilise 17 kilos, l'Anglais en consomme 44, le citoyen des États-Unis 30, le Suisse 24, le Danois 23, le Hollandais 20, 1eSuédois 18 ; et, dans tous ces pays, la consommation s'accroît d'année en année ; nulle part il n'y a de recul.

Il serait intéressant de mettre en regard de ce développement actuel du régime sucré, et de celui plus considérable encore qui lui est promis, ses débuts très humbles et cependant bien proches. On devra se rappeler que, sous le règne de Henri IV, le sucre se vendait encore à l'once, chez les pharmaciens. La canne à sucre, d'où on le tirait alors exclusivement, a conservé, dans la classification botanique, le nom de « canne à sucre des officines » (*Saccharum officinarum*). La plante est originaire de l'Inde. Sa culture n'a pris toute son ampleur que dans les îles américaines, à Saint-Domingue et aux Antilles, où les Espagnols l'introduisirent vers le milieu du XVIe siècle. Il avait fallu des siècles et des événements considérables pour l'amener à cette terre promise : les conquêtes d'Alexandre, pour la transporter jusqu'en Asie Mineure ; les Croisades, pour l'acclimater en Sicile ; et enfin les grands voyages de circumnavigation, pour la conduire à Madère, aux Canaries et aux Antilles.

Une heureuse circonstance devait, bientôt après, donner une grande impulsion à la production du sucre, lui permettre de devenir une grande industrie européenne et non plus seulement exotique, et au sucre de prendre une place considérable dans l'alimentation : c'est la découverte, faite au milieu du XVIIIe siècle par Margraff, de la présence du sucre dans la betterave. L'exploitation de cette source de sucre fut tentée d'abord en Allemagne, de 1787 à 1800, avec l'encouragement du gouvernement prussien. Les essais d'Achard, le promoteur de l'industrie nouvelle, furent suivis, en France, avec beaucoup d'intérêt par le gouvernement de Napoléon. Le *Moniteur universel* du 30 janvier 1800, rendant compte des expériences d'Achard, en signalait le résultat avec satisfaction, dans ces termes : « La commission de Berlin a reconnu que la livre de cette espèce de sucre, *qu'on dit aussi bon que celui des îles d'Amérique*, ne coûtera que douze sous, et la livre de sucre brut que six sous. » — Il a fallu du temps pour en arriver là ! Toujours est-il que la fabrication du sucre de betterave fut encouragée par le gouvernement impérial et que le décret du 15 janvier 1813, en particulier, lui promettait un régime de faveur. — Elle ne tarda pas à s'implanter dans notre pays, grâce aux efforts de Mathieu de Dombasle, de Benjamin Delessert et de Thiéry. Aujourd'hui, la France consacre à la culture de la betterave à sucre près de 280000 hectares (277 974 en 1901). Elle possède 332 sucreries, dont la production pour l'année 1902 a été de 1 250 000 tonnes de sucre brut correspondant à 1 060 000 de sucre raffiné.

La production totale du monde entier en sucre de canne et de betterave ensemble, est près de dix fois supérieure à la production française : elle atteint environ dix millions de tonnes, dont un tiers environ en sucre de canne. C'est là un chiffre énorme. Il équivaudrait à une consommation moyenne de 6 kilos de sucre par personne, si l'on évalue à 1 650 millions la population globale du monde. La production européenne est presque tout entière concentrée dans les quatre grands pays, l'Allemagne, l'Autriche-Hongrie, la France et la Russie. Le prix du sucre raffiné, sur le marché de Londres, régulateur de tous les autres, était, en 1900, de 31 centimes le kilogramme. Il y a moins de cent ans, la même quantité coûtait chez nous 3 francs, et environ moitié moins en Angleterre.

On estime que la consommation du sucre en France va prendre un nouvel élan, grâce à la baisse de prix qu'entraîne le dégrèvement dont il bénéficie dès cette année. C'est, au moins, ce qui s'est produit en Angleterre, où l'abaissement progressif de l'impôt et enfin sa suppression totale ont, dans un espace de cinquante ans, quadruplé la consommation individuelle, qui s'est élevée de 17 kilos par an en 1850, à 44 kilos en 1901.

Une dernière circonstance, enfin, pourrait imprimer un nouveau développement à la fabrication du sucre : c'est l'introduction, souvent préconisée, des sucres de basse qualité, des mélasses et des sous-produits dans l'alimentation du bétail. Les matières sucrées ne sont pas moins profitables aux bêtes qu'à l'homme, et leur participation dans le régime des animaux de ferme ou des animaux de trait est justifiée par les mêmes considérations physiologiques. Toute la question est de savoir si cette substitution du sucre à quelques-uns des éléments de la ration fourragère pourrait être avantageuse au point de vue économique. Elle le serait, en effet, si le sucre destiné à cet usage était déchargé de tout droit fiscal. Cette décharge, d'ailleurs, — afin d'écarter toute occasion de fraude, — ne serait acquise qu'au sucre dénaturé. La question a été soigneusement étudiée en Allemagne. La Société d'agriculture de Berlin a réclamé une bonification fiscale pour les sucres dénaturés. Elle en a recommandé l'emploi en montrant qu'à égalité de valeur nutritive, le sucre, déchargé d'impôts, serait moins coûteux que l'orge ou le maïs. Ses vœux ont reçu satisfaction. Le gouvernement prussien a autorisé l'usage pour le bétail de la poudre de sucre mélangée de quelques centièmes de suie ou bien de farine de poisson, de poudre de viande ou de déchets de cosses en proportion convenable pour assurer la dénaturation. M. L. Grandeau, dont les excellents ouvrages nous ont fourni beaucoup de renseignements, a apprécié lui-même les conséquences économiques de la substitution du sucre aux divers fourrages dans la ration du cheval de trait. Il affirme qu'à l'exception des drèches de maïs, le régime du sucre dénaturé serait moins coûteux que la plupart des autres ! On peut croire, avec lui, qu'outre sa valeur physiologique, cette substitution, en créant un débouché considérable pour l'industrie betteravière, constituerait un grand service rendu à l'agriculture.

La question sucrière touche à mille intérêts. Notre objet n'est pas de l'examiner sous tant d'aspects divers. Il est dans notre rôle de l'envisager à un point de vue plus particulièrement physiologique. — Il importe aussi de signaler un certain nombre d'observations, d'un caractère plus strictement empirique, relatives à l'effet bienfaisant du régime sucré sur la production, l'entretien et la rénovation de l'énergie musculaire, chez l'homme et chez les animaux domestiques. Si ces études offrent moins d'importance au point de vue purement scientifique, elles rachètent cette infériorité par leur grand intérêt et leurs applications pratiques.

Section II

Le progrès de nos connaissances sur la physiologie du sucre ou, plus exactement, des sucres, — car le sucre ordinaire est le type d'une nombreuse série de corps analogues, — a suivi les progrès de nos connaissances chimiques sur le même objet. Nulle part l'intime dépendance et le lien étroit de ces deux sciences ne sont apparus plus nettement. La chimie des sucres a accompli, de notre temps, des progrès étonnants au point de vue théorique. Les admirables travaux de Fischer nous ont révélé leur constitution intime et ont permis de réaliser leur synthèse. Ce n'est pas ici le lieu d'exposer, même à grands traits, les découvertes du célèbre chimiste allemand : nous signalons seulement, en passant, l'éclat de son œuvre et son importance au point de vue doctrinal. Ce qui nous intéresse, en ce moment, c'est la partie de l'histoire chimique des sucres qui est indispensable à l'intelligence de leur histoire physiologique.

La catégorie des sucres comprend un assez grand nombre de substances, dont une classe unique, celle des hexoses ou sucres hexatomiques, intéresse la physiologie animale — et, dans cette classe, six corps seulement, trois glucoses et trois saccharoses.

Le sucre de canne ou de betterave n'est, en effet, ni le seul, ni même le plus abondant parmi ceux qui interviennent dans les manifestations de la vie chez l'homme et chez les animaux. Le sucre de raisin ou glucose est un second type, dont le rôle vital est beaucoup plus important. Il est extrêmement répandu dans les organismes vivants. On en distingue trois variétés : le glucose ordinaire, dextrose ou sucre du raisin ; le lévulose des fruits mûrs acides comme la cerise, la groseille et la fraise ; et, enfin, le galactose, qui vient indirectement des gommes ou du lait. Ces trois variétés de glucoses forment un groupe assez homogène, celui des monoses ; ils ont six atomes de carbone dans leur molécule.

Le glucose, en général, ne doit pas être considéré comme un produit spécial à tel ou tel être vivant, mais comme un élément universel de la composition des organismes élevés, animaux ou végétaux, comme un facteur essentiel des échanges vitaux.

Le glucose peut être formé, en partant de l'amidon, par l'action d'agents physiologiques, les diastases ou enzymes, et en particulier par l'action successive de l'amylase du suc pancréatique et de la maltase du suc intestinal. Et c'est en cela que se résume, en définitive, la digestion des matières amylacées ou féculentes. — On peut aussi le former artificiellement par l'action des acides étendus et particulièrement de l'acide sulfurique sur l'amidon, sur le bois, et sur beaucoup de produits de ce genre. Le glucose se rattache donc au groupe des matières amylacées par des liens d'origine ou de dérivation. Il se rattache d'autre part au groupe de sucres auquel appartient le sucre de canne, par des liens de même nature : car celui-ci, dès sa pénétration dans l'organisme, doit être et est en effet transformé en glucose avant d'être d'aucune utilité à l'être vivant.

A ce groupe des trois glucoses à six atomes de carbone, on a pris l'habitude, en chimie physiologique, d'opposer le groupe des trois bioses ou saccharoses, c'est-à-dire des sucres dont la molécule contient douze atomes de carbone. Le type des saccharoses est, précisément, le sucre ordinaire, celui que nous employons pour les usages domestiques et que nous extrayons de la canne à sucre ou de la betterave. A la rigueur, et n'était l'insuffisance du rendement, on pourrait le retirer tout aussi bien du maïs, du sorgho, de la sève de l'érable et du palmier de Java, de l'ananas, de la citrouille, de la châtaigne, de la carotte, et, en général d'une multitude de plantes où il existe abondamment. — La seconde espèce de saccharose, c'est le « lactose, » qui donne au lait sa saveur sucrée, et que l'on obtient industriellement comme résidu ou sous-produit de la fabrication du fromage. — La troisième espèce est le « maltose, » ou sucre de malt, qui se produit dans la germination de l'orge (et, en général, de toutes les graines riches en farineux), et qui dérive de l'amidon transformé par la diastase de la graine qui germe. On sait, depuis quelques années, que les diastases digestives, animales ou végétales, transforment toujours l'amidon en maltose et non pas en glucose, comme on l'avait cru au début de ces études.

Chacun de ces sucres résulte de la combinaison des sucres du groupe précédent pris deux à deux. La molécule du sucre ordinaire est formée par la soudure d'une molécule de glucose ordinaire et d'une molécule de lévulose. Le lactose est formé, de même, d'une molécule de glucose unie à une molécule de galactose ; le maltose provient de l'union de deux molécules identiques de dextrose, l'union se faisant dans tous les cas avec élimination d'une molécule d'eau. — Il résulte de là que, si l'on parvient, par quelque procédé chimique, naturel ou artificiel, qu'on appellera procédé d'hydrolyse, à introduire dans la molécule d'un saccharose une molécule d'eau, on rendra possible, — et, en fait, on réalisera, — la séparation des deux glucoses copules : la molécule du saccharose sera scindée en deux molécules de glucose ; les sucres du second groupe seront ramenés à l'état de sucres du premier groupe, ou, pour prendre les choses en gros, le sucre ordinaire aura été transformé en glucose.

Cette fixation d'eau sur le sucre, cette hydrolyse, peut être réalisée par des moyens artificiels : par exemple, par l'action des acides à chaud. Mais elle peut l'être aussi, et elle l'est en effet, par des moyens qui appartiennent à la chimie naturelle des êtres organisés. Cette remarque éclaire d'une vive lumière les premières phases de l'évolution de la matière sucrée dans les êtres vivants. Que devient le sucre ordinaire mêlé à nos aliments ? Il est précisément hydrolyse dans l'intestin par un ferment digestif, appelé sucrase ou invertine, — c'est-à-dire converti en ses deux glucoses constituants, le glucose proprement dit et le lévulose. C'est en cela que consiste la digestion du sucre chez l'être vivant. Si, au lieu de sucre proprement dit, l'animal s'alimente avec du lactose (c'est-à-dire avec du lait), ou avec du maltose (c'est-à-dire avec des farineux), le résultat est analogue : l'hydrolyse régénère les glucoses constituants. Quelle que soit l'espèce de sucre que l'animal absorbe, c'est toujours un sucre de glucose qui pénétrera dans ses veines, qui y circulera, et qui participera aux opérations ultérieures de la chimie vivante.

Il faut arrêter un moment l'attention sur ce résultat, qui est capital pour l'intelligence du rôle et de la valeur alimentaire du sucre. Absorber du sucre, c'est une opération qui, chez l'homme et chez l'animal, aboutit à déverser dans le sang une solution de glucoses. Il nous faudra tout à l'heure reprendre, à ce point, l'histoire du sucre alimentaire, suivre dans le sang et dans les organes l'évolution du glucose auquel il a donné naissance et raconter les vicissitudes qu'il subit. Revenons pour un instant à l'histoire chimique des sucres qui interviennent en physiologie et aux progrès qu'elle a faits en ces dernières années. Ces progrès ont porté sur la connaissance de la constitution des sucres et de quelques-uns de leurs dérivés (gommes) ; sur la connaissance des raisons intimes de leurs propriétés les plus caractéristiques : la propriété réductrice, le pouvoir rotatoire, la faculté de subir la fermentation alcoolique ; — enfin, sur le perfectionnement des méthodes qui peuvent être employées pour les distinguer les uns des autres.

Il importe toutefois d'indiquer auparavant un dernier fait, bien qu'il n'ait que peu de rapports avec la vie animale et qu'il intéresse surtout la physiologie des plantes. Nous voulons parler de l'existence et de l'hydrolyse d'une troisième catégorie de sucres, les trioses, dont la molécule contient dix-huit atomes de carbone. On ne les trouve que chez certains végétaux. Nous en citerons trois seulement : le gentianose, le mélezitose et le raffinose. Ceux-là résultent de la copulation de trois molécules de glucoses avec élimination de deux molécules d'eau. Si on leur rend ces deux molécules d'eau, les trois glucoses se reconstituent et le triose s'évanouit. Et c'est précisément là l'opération que leur font subir certains ferments solubles, certaines diastases, opération qui est le préambule de leur utilisation et que l'on peut assimiler à une véritable digestion. Le gentianose, par exemple, est formé par l'union des trois glucoses, deux glucoses proprement dits et le lévulose. Une hydrolyse convenable le résoudra en ses trois éléments. Mais cette hydrolyse doit s'accomplir en deux temps. Une première diastase, l'invertine, fixera sur le sucre complexe une première molécule d'eau et permettra la séparation du lévulose ; une seconde, l'émulsine, agissant ensuite, achèvera l'analyse en scindant les deux glucoses restants. Tout est fixé, ici : les agents, les effets de l'action, l'ordre enfin dans lequel ils doivent se succéder. Si l'on intervertit cet ordre, l'hydrolyse n'a plus lieu ou reste inachevée ; le sucre complexe résiste. Il semble, suivant une heureuse image employée par Fischer et Bourquelot, que chaque ferment soluble, chaque diastase, soit une sorte de clef adaptée à une serrure particulière, qui est le sucre correspondant. De plus, ces serrures s'enclenchent et, pour les ouvrir toutes, pour pénétrer au cœur de l'édifice moléculaire, il faut qu'on ouvre successivement, et dans l'ordre où elles se présentent, les portes qui y donnent accès. M. Bourquelot admet que ce type d'actions successives est plus général qu'on ne pense.

La définition chimique des sucres ne présentait pas jusqu'ici un caractère de précision satisfaisant. Ce sont, disait-on, des Composés ternaires naturels dans lesquels l'oxygène et l'hydrogène sont unis dans les mêmes proportions que dans l'eau ; ce sont, en un mot, des hydrates de carbone. Mais l'exemple des triphénols prouve bien que tous les hydrates de carbone ne sont pas des sucres. — On les définit aujourd'hui par leurs fonctions chimiques et l'on n'a pas de peine à constater que ces fonctions sont variées et complexes. M. Berthelot, depuis longtemps, avait rangé les sucres parmi les alcools polyatomiques, les alcools à fonction mixte et les éthers : le glucose, par exemple, était déjà, pour lui, cinq fois alcool et une fois aldéhyde. Les travaux ultérieurs de Fischer et des chimistes allemands ont étendu et précisé ces vues. On a reconnu que les sucres, outre la fonction alcool, possèdent la fonction aldéhyde, et ce sont alors des *aldosés* (galactose, glucose proprement dit, maltose) ; ou bien ils présentent la fonction acétone, et ce sont alors des *cétoses* (le lévulose en est un exemple) ; ou, enfin, la fonction étheroxyde, ce qui est le cas du saccharose.

Parmi les propriétés que peuvent présenter les sucres, il en est une, comme l'on sait, qui a été de la plus grande utilité pour leur recherche, c'est la propriété de réduire la liqueur bleue de Fehling, c'est-à-dire de la détruire en précipitant le cuivre à l'état d'oxydule. La réduction est la conséquence d'une oxydation partielle. On sait maintenant que cette oxydation ne se produit qu'aux dépens de la fonction aldéhyde ou de la fonction acétone. Ce sont ces deux groupements qui rendent vulnérable la molécule du sucre ; et, de fait, ne sont réducteurs que les sucres qui les possèdent, c'est-à-dire les cétoses et les aldoses.

Les sucres se distinguent encore par leur pouvoir rotatoire, et l'on sait que, dans les analyses industrielles elles-mêmes, l'examen polarimétrique remplit un office important : fréquemment, on a à déterminer le pouvoir rotatoire de telle ou telle liqueur sucrée. On avait remarqué depuis assez longtemps que les valeurs numériques obtenues présentaient des variations considérables d'un moment à l'autre. On a saisi, enfin, la loi et la cause de ces variations. Si l'on dissout, par exemple, du glucose cristallisé dans l'eau froide et que l'on prenne immédiatement son pouvoir rotatoire, on trouve 26°, 3 : si l'on renouvelle l'essai après un quart d'heure, une demi-heure, le nombre trouvé s'accroît jusqu'à un maximum qu'il ne dépasse plus et qui est de 52°, 6, c'est-à-dire précisément double du nombre initial. Le pouvoir rotatoire a donc doublé : il y a eu *birotation*. Avec le maltose, ce n'est pas un doublement du chiffre initial que l'on observe, mais, au contraire, un dédoublement : il y a semi-rotation. D'une façon générale, et, pour ne rien préjuger sur le sens du phénomène, on lui a donné le nom de *multirotation*. M. Tanret a étudié ces curieux changements avec beaucoup d'attention. Il a vu que les sucres anhydres existaient sous trois formes distinctes qu'on a appelées tautomères, et qui se différencient les unes des autres par diverses particularités et, entre autres, par leur pouvoir rotatoire instantané. L'une de ces formes possède le pouvoir rotatoire théorique définitif dès le moment même de sa dissolution ; les autres ne l'atteignent que progressivement ; mais on peut les y amener d'emblée en faisant bouillir les solutions ou en les additionnant d'une petite quantité d'alcali.

On ne peut pas quitter cette question du pouvoir rotatoire des sucres sans rappeler une condition tout à fait remarquable de son existence. Les chimistes ont signalé, en effet, une relation curieuse entre la possession de cette faculté surprenante d'imprimer un mouvement de rotation au plan de polarisation du rayon lumineux et la constitution moléculaire intime des sucres. On sait que les sucres appartiennent à la série grasse ou série linéaire, c'est-à-dire que les chimistes s'en représentent la constitution par une série de groupes moléculaires constituants (fonctions chimiques) attachés bout à bout comme les anneaux d'une chaîne ouverte. En particulier, le glucose est un édifice dont ils donnent une image suffisante en le comparant à une suite de six petites constructions enchaînées. Les quatre qui occupent les places intermédiaires sont parfaitement semblables ; ce sont quatre groupes alcool secondaire (CHOH) : mais le premier, qui est un alcool primaire (CH2OH), et le dernier, qui est une aldéhyde (CHO), sont différents. Il en résulte une dissymétrie dans l'arrangement de l'édifice à ses deux bouts, entre le premier chaînon et le second, et entre le cinquième et le dernier. On exprime le fait en disant qu'il y a, en chacun de ces points, un carbone asymétrique (c'est-à-dire, pour parler le langage chimique qui commence à être familier à beaucoup de lecteurs cultivés, un atome de carbone dont les quatre valences sont saturées par quatre radicaux monovalents différents). Or, une loi générale veut que tout corps qui possède le pouvoir rotatoire ait dans son édifice moléculaire au moins un atome de carbone asymétrique. Les jeux de la lumière, dans son passage à travers la structure subtile de l'édifice moléculaire, se trouvent reliés par cette remarque à une particularité de cette structure. Le sucre de glucose, qui réalise en deux points de sa molécule la condition du pouvoir rotatoire et qui le possède, en effet, offre donc de nombreux exemples de la vérification de cette loi.

On entrevoit, par ces quelques détails, quelle mine de riches observations peut être pour le chimiste et pour le physicien l'étude attentive de ces composés, remarquables à tant d'égards, qui forment le groupe des sucres.

Pour en finir avec les acquisitions récentes de la chimie dans ce domaine, il suffira de rappeler la découverte des combinaisons des sucres avec la phénylhydrazine qui est une sorte d'ammoniaque phénolique. Ces combinaisons méritent l'attention des théoriciens de la chimie, parce qu'elles montrent un parallélisme parfait entre le pouvoir réducteur d'un sucre, sa faculté de combinaison à la phénylhydrazine et la présence dans sa molécule d'un groupe aldéhydique ou cétonique. Les sucres, comme le saccharose proprement dit ou sucre ordinaire, qui ne possèdent ni fonction aldéhydique, ni fonction cétonique, ne se combinent pas à la phénylhydrazine et ne réduisent point la liqueur bleue.

L'intérêt véritable de ces combinaisons, appelées hydrazones et ozasones, dont on doit la connaissance à M. Fischer, est de se distinguer facilement entre elles. Elles permettent, en conséquence, de discerner les uns des autres, avec netteté, les différents sucres plus ou moins voisins et plus ou moins semblables qui leur donnent naissance ; de les reconnaître dans les mélanges où ils sont engagés ; de les démêler dans les associations qu'ils forment dans la nature ; et enfin d'en suivre l'évolution et les mutations physiologiques chez les êtres vivants.

Section III

Le sucre n'est pas un aliment quelconque, c'est une matière physiologiquement privilégiée. Son étude s'impose à quiconque prétend pénétrer dans la connaissance des mécanismes vitaux. Que l'on veuille seulement prendre une idée générale de ces mécanismes et réserver son attention aux manifestations universelles et communes à tous les êtres vivants, ou que l'on se propose de descendre dans le détail et dans la particularité des phénomènes chez certains de ces êtres, par exemple chez les animaux supérieurs et chez l'homme, dans tous les cas, on se heurte tout d'abord à cette question des matières sucrées.

C'est que le sucre, — ou, en étendant le sens du mot, les principes hydrocarbonés dont le sucre est le type, — ont un rôle, non pas accessoire, accidentel ou secondaire dans le fonctionnement vital, mais, au contraire, un rôle fondamental et nécessaire. C'est une catégorie de substances essentielles à la vie, presque au même titre que l'oxygène, et qui auraient droit au nom de *pabulum vitæ* attribué, depuis l'antiquité, à l'air que l'animal respire. — En ce qui concerne les animaux supérieurs, il est démontré, suivant la pittoresque expression de Claude Bernard, qu' « ils vivent dans un sirop » et qu'ils ne peuvent pas vivre autrement. Le sang qui baigne et alimente toutes les particules, tous les éléments cellulaires de l'organisme doit être sucré. C'est une obligation inéluctable. Sous peine de mort pour chacun des éléments individuels et pour l'organisme tout entier, le sang doit contenir du sucre de glucose en proportion suffisante ; il doit être un sirop, — sirop un peu clair à la vérité, puisqu'il ne renferme qu'environ 1gr, 5 par litre. — Si l'on veut parler sans image, on dira : le milieu indispensable à la vie des éléments anatomiques, chez les vertébrés supérieurs, doit être une solution sucrée, d'un degré de concentration égal à un et demi pour mille.

D'autre part, on sait, depuis les travaux universellement connus et devenus classiques de Claude Bernard, qu'un organe déterminé, le foie, est préposé à l'exécution rigoureuse de cette condition. Si l'alimentation est riche en matières sucrées ou féculentes (qui sont les unes et les autres transformées finalement en glucose par le travail de la digestion), le foie retient cet excès de sucre qui lui est amené par le liquide sanguin. Il en fait provision ; il l'entrepose en lui-même, dans son propre tissu, dans les cellules hépatiques, après lui avoir donné, au moyen d'un léger remaniement, une forme, qui se prête mieux à sa conservation, celle de substance glycogène appelée encore amidon animal ou dextrine animale. Grâce à cette précaution, l'afflux du sucre alimentaire ne vient point périodiquement, après chaque repas, surcharger le sang ; et, par suite, le liquide nourricier conserve l'uniformité de composition qui est indispensable à la régularité du fonctionnement de la machine vivante.

Au contraire, dans l'intervalle des repas, le foie recourt à sa réserve pour remplacer le sucre qui se détruit à chaque instant dans le liquide sanguin ; il fait repasser le glycogène à l'état de glucose, et l'abandonne au sang, dans la proportion qui convient pour que le taux normal s'y rétablisse et y demeure invariable. L'agent de cette transformation du glycogène en sucre de glucose est un ferment soluble, une diastase, la diastase hépatique. Claude Bernard en admettait l'existence, pour plusieurs raisons ; mais, en fait, le célèbre physiologiste n'avait pas réussi à extraire et à isoler cette diastase hépatique, qui ne sort pas, habituellement, de l'intérieur des cellules où elle opère. Ce n'est qu'à une date récente qu'on l'a retirée du protoplasma de la cellule hépatique et montrée en nature, grâce à un artifice particulier, celui de la dialyse chloroformique.

Le foie est donc une sorte de grenier d'abondance où s'accumulent les matières sucrées fournies par l'alimentation, et d'où elles sortent continuellement, au moment nécessaire, pour parer à la dépense qui s'en fait dans le sang et pour rétablir le taux normal du glucose sanguin, qui est de 1, 5 pour 1 000.

Le sucre déversé par le foie est consommé dans les tissus. Il y a fort longtemps que M. Chauveau a donné, pour la première fois, la démonstration de cette vérité, en comparant, au point de' : vue du sucre contenu, le sang artériel qui arrive dans un organe au sang veineux qui en sort. On comprend l'importance de cette observation. Elle établit que le fonctionnement vital de tous les organes, sans exception, entraîne une consommation de glucose. Le sucre est donc employé à la manifestation de l'activité vitale de chacune des parties de l'organisme. Il leur est utile : il y a plus, il leur est nécessaire, car on a constaté que sa disparition du sang est le signal de leur mort universelle.

Le foie s'approvisionne aux sources alimentaires, met 'en réserve temporaire la matière sucrée sous la forme de glycogène qui se prête mieux au magasinage, puis, au moment opportun, la distribue, restaurée à l'état de glucose, au sang d'abord, et, par le sang, à chacun des consommateurs cellulaires selon ses besoins. Ces besoins, variant sans cesse, le degré du sirop sanguin varie aussi, à chaque instant : il maintient son taux de sucre plus ou moins près du chiffre normal suivant que les éléments anatomiques lui en empruntent plus ou moins. Et ce sont ces petites variations de la teneur du sang en glucose qui provoquent l'intervention du foie et mesurent l'abondance du déversement qu'il opère. Il y a là une régulation automatique tout à fait remarquable. La condition fondamentale du jeu de cet appareil délicat est la fixité presque absolue du sucre dans le sang, qui toujours tend à se rétablir.

Tel est ce mécanisme dans lequel le foie, le sang et les tissus, interviennent chacun pour une part, et que l'on a appelé, depuis Claude Bernard, « la fonction glycogénique. » Mais ce n'est pas là le mécanisme tout entier ; ce n'est pas toute la fonction glycogénique ; ce n'en est qu'une partie, la base, si l'on veut. Réduit à ce que l'on vient de voir, le mécanisme glycogénique ne serait qu'une annexe ou un complément de la digestion, une régularisation du passage du sucre digéré dans le sang, en vue d'éviter à celui-ci des variations de composition qui seraient trop brusques pour être compatibles avec le jeu parfaitement égal et soutenu de la machine vivante. La fonction glycogénique est quelque chose de plus. Elle ne rend pas seulement la quantité de glucose du sang indépendante de la digestion des sucres alimentaires ; elle en assure la fixité en l'absence même de l'usage du sucre et des féculents : elle soustrait cette fixité fondamentale du glucose sanguin à tous les caprices de l'alimentation, quelle qu'elle soit. — Claude Bernard avait bien aperçu cette condition essentielle du fonctionnement vital des animaux supérieurs qui assure leur liberté et leur indépendance vis-à-vis des variations contingentes du milieu. Il appartenait aux successeurs de l'illustre physiologiste de donner à son œuvre les compléments nécessaires.

Section IV

On vient de voir que, s'il y a du sucre dans le sang, ce n'est pas celui de l'alimentation ; ce n'est pas celui de la digestion ; c'est celui du foie. Il provient du glycogène ou amidon animal qui se forme incessamment dans cet organe : il en provient exclusivement ou presque exclusivement.

Mais ce glycogène lui-même, antécédent obligatoire et générateur du glucose sanguin, d'où vient-il ? En parlant tout à l'heure de la digestion des matières féculentes et sucrées opérée par les diastases intestinales, on a indiqué l'une de ces sources du glycogène, la principale ; on a dit que tous ces hydrates de carbone étaient transformés en glucoses divers et conduits au foie, qui les arrêtait. Non seulement il les arrête, mais, par une opération régressive, par une action chimique très élémentaire, par une simple déshydration, il en fait du glycogène.

L'hydrate de carbone alimentaire est donc une des origines du glycogène et, par voie de conséquence, une source éventuelle du sucre sanguin. Mais on comprend bien que ce n'est pas la seule. Il y a du sucre dans le sang, il y a du glycogène dans le foie, quel que soit le régime. Les carnassiers purs, qui se nourrissent de chair sanglante, ont un sang sucré comme les herbivores et les frugivores, qui consomment surtout des substances amylacées et sucrées. Le sang des omnivores eux-mêmes et de l'homme, qui varient leur nourriture et y font prédominer, suivant les circonstances, telle ou telle des trois catégories de substances alimentaires : azotées ou albuminoïdes, — graisses, — hydrates de carbone (féculents et sucres), possède une teneur en sucre invariable : ses proportions n'éprouvent que des oscillations insignifiantes autour du chiffre fatidique 1gr, 5 par litre. Le glycogène, en conséquence, a lui aussi, dans le foie, une existence invariable.

L'inanition elle-même ne porte pas atteinte à cette fixité. Le cheval abandonné pendant une ou deux semaines à la diète absolue, le lapin soumis au jeûne pendant cinq à six jours, le chien exposé pendant près d'une quinzaine à l'inanition sans recevoir autre chose que de l'eau, tous ces animaux affamés systématique ment conservent au cours de ces longues périodes d'abstinence alimentaire le taux à peu près normal du sucre sanguin. — Ils conservent aussi du glycogène dans leur foie : l'analyse chimique en fournit la preuve. Il faut ajouter qu'ils en forment constamment, puisqu'ils en dépensent constamment aussi, pour fournir aux besoins en sucre, du sang et des tissus.

Il est donc de toute évidence que le glycogène hépatique a d'autres origines que les hydrates de carbone de l'alimentation. Le sucre et les féculents qui entrent dans la ration, s'ils contribuent comme matière de choix à la formation de la précieuse substance génératrice du glucose, n'en ont pas le monopole. A leur défaut ou simultanément avec eux, l'organisme met en jeu d'autres matériaux : il dispose d'autres ressources.

C'est à la recherche de ces matériaux et de ces procédés accessoires de la fabrication du glycogène dans le foie que se sont consacrés un certain nombre d'expérimentateurs contemporains. La question des origines de l'amidon animal, ouverte dès le moment de la découverte de cette substance par Claude Bernard, en 1857, approche enfin de sa solution.

L'honneur en revient aux physiologistes qui se sont consacrés à l'étude de la chimie de la nutrition, c'est-à-dire des échanges matériels si compliqués et si mobiles qui s'accomplissent dans l'intimité des tissus vivants. Pour ne citer que les chefs d'école, il faut nommer Voit et Pettenkofer à Munich, Pflüger à Bonn, Rubner, Zuntz à Berlin, et Chauveau à Paris.

Le résultat le plus général de ces recherches a été d'établir que l'organisme, et le foie en particulier, pouvaient former de la matière glycogène aux dépens des matières azotées ou protéiques de la ration si celle-ci en contient, et dans le cas contraire, par exemple si l'animal est soumis à l'inanition, aux dépens des matières protéiques des tissus. — Quant aux graisses, la question de savoir si elles peuvent être transformées en glycogène, n'est pas encore tranchée : aucune preuve décisive n'a été fournie à cet égard.[1] — De telle sorte que, des trois catégories dans lesquelles se rangent toutes les substances qui peuvent servir à l'alimentation ou se rencontrer dans les tissus comme constituants, à savoir : les matières azotées ou protéiques, les hydrates de carbone (sucres et amylacés) et les graisses, les deux premières seraient certainement employées par l'organisme pour la production du glycogène du foie. — Mais, si les deux catégories de substances interviennent comme matières premières dans la fabrication du glycogène, ce n'est pourtant pas indifféremment et à titre égal. L'opération est infiniment plus facile et économique lorsqu'elle porte sur les hydrates de carbone que lorsqu'elle porte sur les substances protéiques. Elle est aussi plus rapide. Le sucre n'a pas à subir les opérations plus ou moins laborieuses et lentes de la digestion intestinale non plus que de la glycogénie hépatique ou musculaire.

---

1 Il faut reconnaître, cependant, que les persévérantes recherches de M. Chauveau rendent très vraisemblable la formation du glycogène aux dépens des graisses, sinon dans le foie, au moins dans les muscles. La formation aurait lieu par suite d'une oxydation incomplète de la matière grasse. Cette oxydation, bien que partielle, exigerait encore une grande quantité d'oxygène : il semble nécessaire de l'admettre pour expliquer l'énorme absorption d'oxygène qui se produit dans certaines circonstances sans qu'il y ait formation d'acide carbonique en proportion équivalente. M. Chauveau a même proposé une formule hypothétique de réaction qui est en accord remarquable avec les faits.

La démonstration de ces vérités physiologiques est délicate : elle suppose une infinité de notions préliminaires dont l'omission rendrait le récit des expériences inintelligible et dont l'exposé le rendrait fastidieux. On ne peut indiquer ici que les plus essentielles.

Le premier point est de pouvoir analyser le glycogène dans les tissus où il est engagé. Plusieurs procédés ont été successivement proposés et mis en œuvre pour cet objet. Le plus récent est dû à l'éminent physiologiste de Bonn, E. Pflüger, et il date à peine d'un ou deux ans. Il consiste à dissoudre le tissu auquel le glycogène est incorporé à chaud dans l'eau assez fortement alcalisée par la potasse. C'est le procédé même qu'employait jadis Claude Bernard : il n'en est pas de meilleur, de l'aveu du savant professeur de Bonn lui-même. De telle sorte qu'après tant de prétendus perfectionnements introduits par d'ingénieux expérimentateurs, tels que Brucke, Külz, F. W. Pavy et d'autres, il a fallu en revenir au procédé simple que l'auteur de la découverte du glycogène avait imaginé il y a près de cinquante ans.

Ces analyses ont appris que la quantité de glycogène du foie variait avec les circonstances ; qu'elle était à son maximum après un repas abondant de sucre et de farineux, et qu'alors elle pouvait atteindre jusqu'à 13 pour 100 du poids de l'organe. Elle s'abaisse, au contraire, si ranimai ne reçoit point d'hydrates de carbone dans sa ration, ou encore s'il est soumis au jeûne.

Cet abaissement progressif du glycogène hépatique pendant l'abstinence a été parfaitement suivi par E. Külz, Naunyn, von Mering, et Wolberg : il peut aller jusqu'à la disparition à peu près absolue. C'est ce qui arrive, par exemple, chez les poulets après quatre jours de diète, chez les lapins au bout d'une semaine de jeûne, et chez les chiens après deux semaines. — Ces durées de jeûne sont nécessaires pour débarrasser entièrement le foie de ces animaux du glycogène qu'il contient.

Les analyses ont encore révélé un fait inattendu et riche en conséquences de toute espèce, c'est l'existence, en outre du foie, de toute une catégorie d'organes où le glycogène est abondant : nous voulons parler des muscles. Ils ne sont pas, à la vérité, aussi bien pourvus à cet égard que l'organe hépatique, et leur teneur ne dépasse guère, en moyenne, le dixième de celle de ce dernier viscère ; mais c'est déjà une quantité bien loin d'être négligeable. — On démontre que cette substance glycogénique du muscle joue un rôle physiologique considérable ; qu'elle est la source principale de la force musculaire. On constate facilement qu'elle diminue à mesure et en proportion du travail que le muscle exécute, et qu'elle se reforme pendant le repos de l'organe.

Après un travail forcé et prolongé, le glycogène peut disparaître complètement, et c'est un second moyen expérimental, usité en physiologie, de débarrasser le foie et les tissus d'un animal de tout le glycogène qu'ils contiennent. Il suffit, dans les laboratoires, de soumettre le cheval au travail forcé de la trotteuse pendant plusieurs heures ; d'imposer au chien une besogne analogue dans la roue tournante, pour faire table rase de la substance glycogénique. Dans ces ruineux exercices, le muscle résiste plus longtemps que le foie ; le glycogène adhère plus fortement aux fibres musculaires qu'aux cellules hépatiques. Il en est de même d'ailleurs pendant l'inanition ; c'est d'abord le foie qui s'épuise. Après qu'elle a disparu de cet organe, la matière glycogénique persiste encore quelque temps dans les muscles : un jour, dans ceux de l'oiseau, du poulet ; deux jours, dans ceux du lapin ; environ cinq jours, chez le chien. Et, ainsi, ces animaux peuvent survivre un peu de temps à l'épuisement du glycogène dans leur foie. Ils ne meurent pas sur le coup, parce qu'ils peuvent ravitailler leur sang du glucose indispensable à la vie des éléments cellulaires en utilisant, comme suprême ressource, le glycogène musculaire. Quand celui-ci, à la fin, a été dissipé, le sucre du sang baisse, à son tour ; la vitalité générale décline, et la mort ne tarde pas à clore cette scène de déchéance physiologique.

On conçoit par-là la vanité des tentatives d'alimentation exclusive à la viande. Quand on donne de la viande à un animal, on ne lui donne pas seulement un aliment azoté, protéique : on lui donne encore du glycogène, c'est-à-dire un hydrate de carbone (en proportion qui peut atteindre de 1 à 2 pour 100) ; on lui donne enfin, du même coup, des graisses, car il est aussi difficile de dépouiller la chair musculaire des dernières portions de graisse adhérente à ses fibres que de la débarrasser du glycogène. C'est donc, à strictement parler, un aliment complet que l'on administre, alors qu'on s'imagine employer un aliment partiel. — Un grand nombre d'expériences ont été viciées par cette erreur fondamentale.

Si l'on veut soumettre un sujet au régime exclusif des aliments protéiques, il faudra donc, comme l'ont fait Külz, Pflüger et Chauveau, composer sa ration non point d'une viande quelconque grossièrement dégraissée par la main du bouclier, mais d'une viande subtilement débarrassée par l'artifice du physiologiste de tous ses hydrates de carbone ou de toute sa graisse. On le nourrira, par exemple, de la chair d'un animal préalablement inanitié à fond, c'est-à-dire d'un animal mort de faim ou de travail.

C'est ainsi que l'on procède dans les expériences destinées à établir l'origine protéique possible du glycogène. Le sujet en expérience, — supposons que ce soit un chien, — avant de recevoir cet aliment purement protéique, a lui-même été soumis préalablement à un jeûne de quinze jours qui aura fait table rase du glycogène hépatique préexistant. Alors, tout est prêt pour une expérience significative. — Réalisée avec ces précautions, l'épreuve a montré que le glycogène reparaissait en proportions notables dans le foie et dans les muscles du chien uniquement alimenté de matières azotées protéiques. Ce glycogène, qu'on a trouvé dans le foie dans la proportion presque normale de 2 et 3 pour 100, était bien un glycogène de nouvelle formation, puisque tout celui qui préexistait avait préalablement disparu ; il provenait nécessairement de l'aliment protéique, puisque le sujet de l'expérience n'en avait point reçu d'autre. Il resterait toutefois encore la possibilité que ce glycogène hépatique nouvellement formé dérivât des protéiques des tissus du sujet lui-même : — alors la conclusion serait la même, — qu'il provînt des graisses, des tissus, — et cette hypothèse a été écartée.

Nous n'avons rapporté cette expérience, qui est un des types moyens de cet ordre de recherches, que pour donner une idée des difficultés dont elles sont hérissées. Il faut réfléchir, de plus, que mille incidents peuvent en traverser l'exécution, et l'on s'expliquera ainsi que tant de temps et d'efforts aient été nécessaires pour éclaircir cette question si simple en apparence de l'origine du glycogène hépatique, et par-là du sucre du sang.

Le résultat si laborieusement acquis n'est pourtant pas encore tout à fait à l'abri des discussions. Voici que le savant physiologiste de Bonn, E. Pflüger, dans une belle monographie parue au mois d'avril de cette année et consacrée à l'exposé de ses propres recherches et de celles de ses émules sur la glycogénie, ne craint pas de mettre en doute la signification qu'on attribue à la formation du glycogène aux dépens des matières protéiques. Il invoque les observations des chimistes contemporains et celles de W.-P. Pavy, sur la constitution des substances albuminoïdes. Il rappelle que beaucoup de ces substances, considérées à tort comme des albuminoïdes purs, ne sont que des combinaisons d'un composé protéique véritable avec un hydrate de carbone, et qu'une molécule de sucre peut apparaître dans leur dédoublement. De plus, cette molécule entre comme élément régulier dans la constitution de certaines nucléines ; leur décomposition, qui se réduit quelquefois à une simple opération d'hydrolyse, suffit à libérer la matière sucrée. Dans cette manière de voir, la cellule du foie engendrerait le glycogène, non point par une incompréhensible faculté de synthèse, en remaniant de fond en comble la molécule albuminoïde, mais d'une manière beaucoup moins compliquée, en utilisant simplement l'hydrate de carbone libéré par son dédoublement. De sorte qu'en fin de compte et dans tous les cas, le glycogène hépatique proviendrait de la matière sucrée libre ou combinée ; il n'aurait pas d'autre origine.

Des expériences d'ablation du foie chez les rares animaux qui puissent survivre quelque temps aux suites de l'opération, — chez les grenouilles, par exemple, — montrent d'ailleurs que le glycogène des muscles se forme directement dans ces organes, indépendamment de toute intervention hépatique, aux dépens du sucre de glucose. Il faut donc admettre que les organes qui contiennent du glycogène, les muscles comme le foie, le forment eux-mêmes, et que cette formation a lieu, tantôt aux dépens du glucose du sang (c'est le cas des muscles) ; tantôt aux dépens des glucoses divers qui proviennent de la digestion ou de ceux qui dérivent de la décomposition des matières protéiques (c'est le cas du foie). Inversement, le glycogène, dans l'un et l'autre organe, repasse facilement à l'état de glucose. Ces deux produits, sucre de glucose et glycogène, se transforment donc l'un dans l'autre suivant les circonstances. Le glycogène est la forme de repos et de dépôt des matières hydrocarbonées, le sucre en est la forme d'activité et de transport.

Les explications qui précèdent font concevoir la valeur des matières sucrées en tant que substances alimentaires. Le sucre serait légèrement supérieur aux matières féculentes en ce qu'il exige un remaniement un peu moins profond et un peu moins lent pour être transformé en glycogène hépatique. Son avantage sur les protéiques, est décidément marqué, si l'on se place au même point de vue de la facilité de la production du glycogène et par conséquent du sucre du sang : il est tout à fait net en ce qui concerne les graisses. Et, comme, d'autre part, on démontre que le glycogène du muscle et le sucre du sang sont les agents privilégiés de la contraction musculaire ; — comme on admet en outre, ou tout au moins comme des physiologistes éminents, au premier rang desquels il faut placer M. Chauveau, admettent que ce même sucre du sang est l'agent prochain et immédiat des combustions organiques, qu'il est presque l'unique combustible de l'organisme et la source de la chaleur animale ; — on comprend que le sucre n'est pas seulement un aliment de premier ordre, mais qu'il est un agent vital universel.

Section VI

Le développement de l'histoire biologique du sucre amène ainsi, naturellement, à la constatation de l'existence du glucose et du glycogène dans le muscle, à l'examen des vicissitudes qu'ils y subissent, de la manière dont ils y apparaissent et s'y détruisent, et des manifestations vitales auxquelles ils participent. Mais c'est une question trop importante pour pouvoir être traitée incidemment, en quelques mots. La détermination des sources de l'énergie musculaire est à l'ordre du jour : c'est un problème de la science actuelle. Nous trouverons une occasion de l'examiner avec les développements qu'il mérite. Il suffit, pour le moment, d'indiquer la conclusion la plus générale de cette étude et d'en mettre en lumière une conséquence en rapport avec l'objet qui nous occupe, c'est-à-dire avec l'alimentation sucrée.

La conclusion générale des recherches relatives à l'origine de l'énergie musculaire, c'est que le glucose en est l'aliment prochain et exclusif ; il est la source de leur énergie mécanique. L'animal est un moteur animé qui consomme de la matière sucrée, comme le moteur inanimé, la machine à feu, consomme du charbon.

Si, pourtant, la nature nous montre que tous les animaux, même ceux qui ne font pas usage d'aliments sucrés, n'en sont pas moins des moteurs de même espèce, — ce n'est là qu'une apparence, et pour deux raisons : la première, c'est que le régime le plus exclusivement carné apporte encore du glycogène en proportion appréciable : la seconde, c'est que l'organisme en forme, aux dépens des aliments protéiques ou des réserves de graisse. L'argument tiré de la variété du régime alimentaire n'a donc aucune valeur scientifique. Tous les aliments, toutes les réserves, les substances protéiques, les matières féculentes et sucrées, les graisses, sont capables de suffire au travail, parce que, préalablement, et par suite de l'élaboration accomplie dans le foie ou le muscle, ces substances diverses sont capables de fournir du glycogène au foie et au muscle et du glucose au sang. C'est à cause de cela que les différents aliments peuvent s'équivaloir plus ou moins complètement et se substituer les uns aux autres dans les rations de travail des moteurs animés.

Mais comment se substituent-ils et se remplacent-ils ? D'après quelle règle d'équivalence ? D'après quel barème ? Les réponses à cette question ne s'accordent pas. Il y a deux opinions.

M. Chauveau déclare que les principes immédiats, azotés, gras ou sucrés se remplacent d'après leur aptitude à produire du glucose ; ils s'équivalent comme générateurs de force musculaire, s'ils ont le même rendement en glucose, s'ils sont *isoglycosiques*. Les physiologistes allemands ne sont pas convaincus que le muscle ne puisse utiliser les principes immédiats qu'après qu'ils ont été transformés en glucose, et ils admettent qu'ils s'équivalent comme générateurs de force musculaire, s'ils ont la même valeur énergétique évaluée en calories, en un mot, s'ils sont *isodynames*. L'expérience n'a pas encore décidé.

Cette incertitude ne nous empêche pas d'apprécier l'utilité de l'alimentation sucrée au point de vue de la production de la force mécanique chez les animaux. Aussi bien n'est-ce pas seulement une question de pure théorie, mais une question de pratique. Abandonnant le terrain de la physiologie rationnelle, on a essayé de la résoudre par les méthodes empiriques. De différents côtés, on a poursuivi des essais destinés à apprécier les effets de l'alimentation sucrée sur le travail physique de l'homme et sur celui des animaux de trait.

Section VII

Les premières recherches méthodiques ont été exécutées, il y a une dizaine d'années, par des physiologistes italiens, MM. U. Mosso et Paoletti. Ces expérimentateurs se sont servis d'un appareil, l'ergographe, imaginé par A. Mosso pour l'étude de la fatigue musculaire. C'est un instrument bien simple qui permet d'observer, en l'enregistrant, la contraction d'un petit groupe de muscles déterminés, ceux qui servent à fléchir le doigt médius. En comparant les tracés obtenus avant et après l'ingestion d'une certaine quantité de sucre, on peut apprécier l'influence de cette substance sur l'énergie des muscles soumis à l'épreuve. M. Mosso a étudié ainsi l'effet des doses diverses. Les doses moyennes de 30 à 60 grammes dans un poids d'eau dix fois plus considérable ont eu une action bienfaisante et maintenu l'énergie musculaire à un niveau comparativement élevé. La contraction était plus forte, la fatigue et l'impuissance plus tardives : l'effet commençait à se montrer assez rapidement après l'ingestion. — Il est remarquable que ce soient les doses minimes de 5 à 20 grammes qui aient produit les résultats les plus favorables, c'est-à-dire la restauration rapide du muscle fatigué et l'accroissement du travail ; l'effet est peu durable, mais il peut être entretenu par des ingestions répétées. La manière d'obtenir le maximum de travail mécanique consistait à ingérer, de dix minutes en dix minutes, de petites doses de 5 grammes (c'est le poids moyen du morceau de sucre usuel, scié à la mécanique). On peut être surpris que d'aussi faibles quantités d'un aliment commun jouissent d'un pouvoir si précieux. Mais l'expérience n'offre pas d'ambiguïté, le résultat est toujours le même, et bien qu'obtenu par des épreuves empiriques, sa constance même lui donne droit à la considération. — Il n'est point passé inaperçu. — Les hommes qui sont habitués à demander à leurs muscles la meilleure utilisation de leur vigueur, les cyclistes, les amateurs de sport, les alpinistes, accordèrent à ces essais une attention d'autant plus grande que d'autres expérimentateurs, V. Harley, Trautner, Sowaner, n'avaient point tardé à les confirmer pleinement.

La première application est due à un médecin militaire allemand, le docteur Schumburg. A la suite d'une manœuvre pénible, il eut l'idée de distribuer aux hommes une ration supplémentaire de 30 grammes de sucre (six morceaux du type ordinaire). Cette distribution suffit à ranimer les énergies et à relever les forces à un degré suffisant pour permettre d'atteindre l'étape. Une seconde expérience, soigneusement instituée, eut lieu à Metz, en 1897, sur des soldais sous la direction d'un médecin supérieur de l'armée, M. Leitenstorfer. On profita, pour l'exécuter, de l'époque des grandes manœuvres, c'est-à-dire d'une période où les hommes ont besoin de développer beaucoup d'activité physique et où on leur demande de grands efforts. Dans chaque compagnie, on constitua deux pelotons de dix hommes, dont l'un, nourri à la façon ordinaire, devait servir de témoin : dans l'autre, les soldats recevaient en outre de la ration habituelle une certaine quantité de sucre. Ce fut d'abord 35 grammes, puis 60 grammes, puis davantage : le régime fut continué pendant trente-six jours, du 4 août au 10 septembre. — Les hommes furent soigneusement examinés avant et après l'épreuve au point de vue du poids du corps, de l'état de l'appareil circulatoire et de l'appareil respiratoire. — Les violents exercices mettent, en effet, à l'épreuve les muscles et le poumon, mais surtout le cœur. — Les résultats peuvent s'exprimer en deux mots : tous les avantages se rencontrèrent chez les hommes qui avaient été soumis au régime du sucre. Il y eut à leur profit une légère augmentation du poids du corps ; ils supportèrent mieux la fatigue que leurs camarades ; après une longue marche, le pouls était chez eux moins fréquent que chez les autres, le cœur moins troublé et plus résistant, la respiration moins précipitée, plus calme. D'ailleurs, les hommes avaient pris avec plaisir le sucre qu'on leur donnait. Il est remarquable que, contrairement aux prévisions, on ait observé chez eux une diminution de la faim et de la soif.

Ces résultats, bientôt confirmés, parurent assez concluants pour justifier un projet d'emploi systématique. On se servira, désormais, du sucre pour augmenter la ration ordinaire pendant les périodes de grandes fatigues. Cette addition dispensera de recourir au supplément de viande, moins favorable au développement de l'effort que l'on a à demander aux hommes. En temps ordinaire, le sucre sera consommé dans des préparations diverses, café, confitures, miel. Il sera consommé à cru et fourni en morceaux aux troupes en marche et pour l'approvisionnement des cantonnements et des forts, à cause de la facilité du transport, du faible volume qu'occupe la matière et de sa conservation assurée.

— D'autres observations montrent les effets bienfaisants de l'alimentation sucrée pour les sports fatigants, et particulièrement dans les ascensions en montagne ou les excursions prolongées. Il en est une que nous connaissons par la relation de M. L. Grandeau. C'est l'étude qu'a faite sur lui-même un officier de l'armée bavaroise, qui était, en même temps, un alpiniste exercé et un sportsman attentif. Le capitaine Steinitzer, habitué, en temps ordinaire, au régime de la viande, déclare avoir retiré, en temps d'excursion, un bénéfice surprenant de l'usage du sucre. Il lui est arrivé, au cours d'un voyage en montagne, de rester pendant une semaine entière au régime sucré presque exclusif, à raison d'un kilogramme par jour, absorbé dans du thé léger ou dans de l'eau acidulée. Cette alimentation lui permit de s'élever plus haut dans le même temps, et d'arriver au but, -plus dispos. La respiration, le pouls, le cœur étaient, à la fin, aussi calmes qu'après des courses ordinaires. Le capitaine a retiré de ses essais cette conviction que l'alimentation sucrée abondante augmente l'énergie musculaire, atténue ou supprime la fatigue, — et, enfin, que, pour les expéditions de touriste, elle peut dispenser de l'entraînement.

Les observations de ce genre, malgré leur intérêt, laissent toujours prise à la critique. On peut redouter les effets de l'illusion, le voile que met sur les yeux de l'observateur l'esprit de système, la suggestion, enfin.

Ces objections ne s'appliquent plus aux expériences exécutées sur les animaux. Celles de L. Grandeau et Alekan sur les chevaux de la Compagnie des Petites-Voitures, de M. Muntz à la Compagnie des Omnibus, celles de Wolf en Allemagne, ont montré que la ration de travail des animaux de trait devait comporter un poids d'aliments féculents et sucrés sept fois, huit fois, ou même vingt-deux fois supérieur à celui des matières azotées. M. Grandeau, en particulier, a essayé les effets de la substitution du sucre à une partie des grains et fourrages, dans la ration de travail. Les recherches, qui ont été poursuivies pendant près d'une année, ont porté sur trois chevaux aussi semblables que possible et soumis à un travail qu'on évaluait chaque jour avec exactitude. On déterminait les variations quotidiennes du poids ; on établissait, toutes les vingt-quatre heures, le bilan nutritif des entrées et des sorties de matière. — Voici le résultat : les animaux ont fourni le plus de travail avec des rations riches en sucre et pauvres en matière azotée. Les animaux à ration sucrée restèrent en meilleure forme que ceux à ration ordinaire. — En deux mots, le sucre s'est montré le meilleur aliment du travail et celui, en même temps, qui entraînait le moins de déchets physiologiques.

On ne peut pas, au point de vue économique, nourrir les chevaux ou le bétail avec du sucre mêlé à leur ration. L'éleveur s'y ruinerait. D'ailleurs, les droits élevés qui pèsent sur les sucres bruts de seconde qualité ne permettraient point ce mode d'alimentation. Mais, à défaut du sucre brut dénaturé, utilisé avec tant de profit en Allemagne, on peut employer, en France, les mélasses, c'est-à-dire les sous-produits inutilisables de la fabrication. M. Grandeau a conclu de ses savantes études sur ce sujet que l'introduction de la mélasse dans la préparation des fourrages était pleine d'avantages. En particulier, l'usage du pain mélasse ou de la paille mélassée, permettrait d'améliorer notablement le régime alimentaire des chevaux de l'armée et de réaliser en même temps des économies considérables sur le budget de la Guerre.

En résumé, les savants, les économistes, les agriculteurs, les éleveurs, et, — en fin de compte, les simples contribuables, sont intéressés, les uns à connaître les effets avantageux de l'alimentation sucrée, et les autres à en propager l'application.

ISBN : 978-1717475527

www.ingramcontent.com/pod-product-compliance
Lightning Source LLC
Chambersburg PA
CBHW070232260726
48658CB00006BA/2297